# Inhaltsverzeichnis

# Einleitung

Mit Süßem verbinden wir oft schon in der frühen Kindheit positive Dinge. Zuckerhaltiges wird zur Belohnung oder zum Trost überreicht, Naschzeug gehört zu diversen Feiertagen und feierlichen Anlässen mit dazu. Zugleich wird man zwar auch immer ermahnt, nicht zu viel Zucker zu essen, aber gerade das macht die Verlockung noch größer. Bis es dann später nicht mehr nur reiner Genuss ist, sondern ein handfestes Verlangen, dass Sie im Griff hat – auch im Erwachsenenalter.

Industrieller Zucker kommt heute mehr denn je in der menschlichen Ernährung vor. Ärzte schlagen seit langem Alarm, doch bevor nicht ein ernstes Problem entsteht, nehmen viele Leute eine Zuckersucht nicht so ernst. Dabei richten die weißen Kristalle schon vorher viel Schaden an. Doch welche gesundheitlichen Probleme genau kann man Haushaltszucker vorwerfen und welche sind eher übertrieben? Wie zeigt sich eine Sucht nach Zucker und wie wird man diese wieder los? Bringen die ganzen trendigen Alternativen denn etwas?
Genau mit diesen Fragen und Antworten setzen wir uns in diesem Ratgeber auseinander. Finden Sie heraus, wie Sie industriellen Zucker in einfachen Schritten aus Ihrem Alltag verschwinden lassen können, um bald schon die zahlreichen Vorteile einer zuckerarmen Ernährung genießen zu können.

Wir wünschen Ihnen viel Spaß beim Lesen und viel Erfolg bei der Umsetzung.

Daniel &  Jennifer Reinert

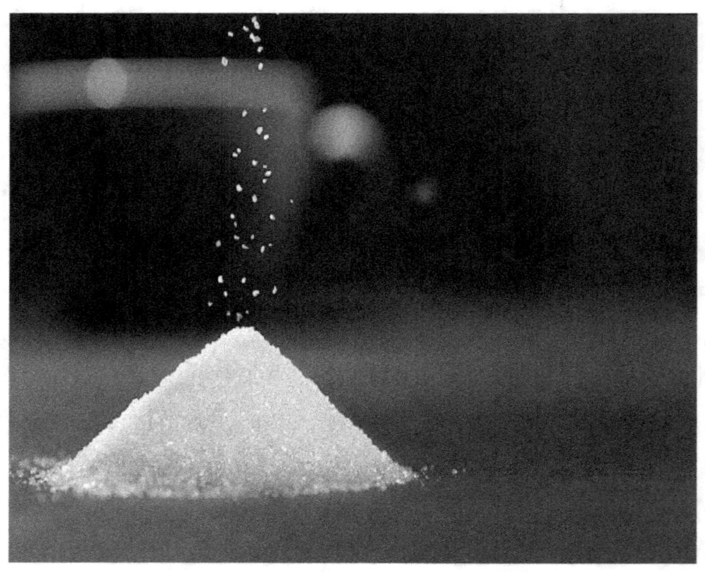

*Abbildung 1 Weißer Kristallzucker - auch Industriezucker oder raffinierter Zucker genannt*

## Was genau ist industrieller Zucker eigentlich und brauchen wir ihn?

Auch wenn viele beim Begriff Zucker gleich an die weißen Kristalle denken, so ist die Definition doch etwas komplizierter. Es gibt eine lebenswichtige Form des Zuckers und diese nennt sich Glucose. Glucose ist für den menschlichen Stoffwechsel von großer Wichtigkeit und wird vom Darm aus direkt in die Blutbahn geschickt. Das macht Glucose, auch Traubenzucker genannt, zum schnellsten Energielieferant. Diese Form des Zuckers steckt in Obst, Honig und sogar Gemüse. Eine komplett zuckerfreie Ernährung ist genau genommen also gar nicht möglich. Wobei Traubenzucker in hohen Mengen auch negative Effekte wie Karies und hohen Blutzucker mit sich bringt – Übertreibung ist also nie gut, wenn es um Süße geht. Dabei müssen Lebensmittel nicht einmal sonderlich süß sein, um mehr Zucker in den Körper zu bringen: Letztendlich besteht dieser aus einfachen Kohlenhydraten. Diese befinden sich in großen Mengen in Weißmehl. Entsprechend werden Weißmehlprodukte im Körper zu Zucker umgewandelt.

Ein Problem stellt heutzutage aber vor allem der industrielle beziehungsweise Haushaltszucker dar. Dieser besteht zur einen Hälfte aus Glucose und zur anderen aus Fructose (welche trotz ihres Namens nicht nur in Früchten steckt). Fructose schmeckt zweimal so süß wie Glucose und ist darum ein beliebter Zusatz in Lebensmitteln. Zwar steckt sie auch in Früchten, und Obst wird ja allgemein als etwas Gesundes angepriesen, aber dieses bringt immerhin zusätzlich Ballaststoffe und Vitamine mit sich. Im Gegensatz zu Glucose brauchen wir Fructose nicht zum Überleben. Fructose wandert auch nicht direkt in die Körperzellen, sondern wird über die Leber zu Fett abgebaut, was an und für sich schon mal ein Problem für das Organ und das Gewicht sein kann. Industrieller Zucker ist also etwas, auf das Ihr Körper gut und gerne verzichten kann – was aber gar nicht so leicht zu bewerkstelligen ist. Er steckt nicht nur in offensichtlichen Lebensmitteln wie Süßigkeiten oder Softgetränke, sondern versteckt sich in großen Mengen auch in solchen, bei denen man es nicht erwarten würde (Wurstwaren oder Salatsoßen) oder die als gesund (z.B. Fruchtsäfte) angeboten werden. Erst wenn man sich die Inhaltsangaben etwas genauer ansieht, kommt man dem Zucker auf die Schliche, denn er tarnt sich gerne mit Begriffen wie: Saccharose, Laktose, Dextrose/Dextrine, Maltose, Raffinose, Sirup, Malzsorten (Gerstenmalz, Maltose, (Gersten)malzextrakt), Kandis oder Traubensüße. Auf manchen Produkten treten sogar gleich mehrere dieser Worte zugleich auf. Wenn Sie glauben ein zuckerarmes oder zuckerfreies Produkt in den Händen zu halten, gucken Sie lieber noch einmal genauer nach.

Das zusätzliche und noch größere Problem lautet: Zucker ist ein Süchtigmacher. Sie mögen über den Vergleich mit Drogen oder Alkohol lachen, aber auch beim süßen Stoff will der Körper immer mehr, trotz fataler Wirkung. Ein kurzlebiger Rausch lässt uns mit gesundheitlichen Schäden zurück. Genau mit diesen beschäftigen wir uns im nächsten Kapitel.

## Negative Auswirkungen von Zucker

„Zu viel Zucker ist schlecht für die Zähne" – diese mahnenden Worte haben Sie in der Kindheit bestimmt oft zu hören bekommen. Darüber hinaus weiß jedes Kind, dass zu viel Zucker aufs Gewicht schlägt. Und im schlimmsten Fall bekommt man es mit Diabetes zu tun. Diese offensichtlichen Probleme, die ein hoher Konsum des weißen Süßstoffs auslösen kann, kennt jeder. Doch zwischen diesen Möglichkeiten liegen noch zahlreiche weitere negative Folgen – nicht nur physische. Ihr Körper muss unter zu viel industriellem Zucker in vielen Bereichen leiden.

## Zucker schlägt auf die Psyche

Eigentlich ein schönes Gefühl, sich eine ordentliche Portion Süßes zu gönnen, sollte man meinen. Wer sich zuckerhaltige Produkte zuführt, fühlt sich erst einmal glücklich und das nicht nur als Kind. Dafür sorgt Dopamin, ein sogenanntes Glückshormon, das beim Verzehr von Zucker ausgeschüttet wird. Bestimmt haben Sie schon vor allem dann zu Süßigkeiten gegriffen, wenn Sie gerade nicht gut drauf waren. Und nach ein paar Bissen oder Schlucken sieht die Welt plötzlich wieder viel besser aus. Doch hier der Clou: das bleibt so nicht. Zucker beschert Ihnen einen schnellen aber kurzen Rausch, der bald wieder absinkt – und auf Dauer größere Schäden hinterlässt.

Zucker steht mittlerweile fest im Verdacht, Depressionen auszulösen oder diese zumindest zu begünstigen. Wer sich generell schlecht ernährt, etwa von Fertignahrung, Transfetten und anderen Stoffen, die der Körper nicht wirklich gebrauchen kann, befindet sich öfters in finsterer Stimmung, ohne dass es einen echten Anlass dafür gibt. Zuckerhaltige Nahrung regt nämlich das Belohnungssystem im Gehirn an. Gewöhnt es sich an große Mengen, so wird es diese immer wieder einfordern. Die Stimmung bleibt unten, bis Sie wieder zum Süßen greifen. So entsteht ein Teufelskreis.

Ein bestimmter Teil Ihres Gehirns, nämlich der Hippocampus, trägt besonders viel Schaden davon. In diesem befindet sich das Langzeitgedächtnis. Große Mengen des weißen Stoffs führen auf lange Sicht dazu, dass der Hippocampus geschädigt wird und vergesslich macht. Das legen Studien an Ratten nahe. Gedächtnisstörungen können sogar dann schon auftreten, wenn man sich zusätzlich eigentlich gesund ernährt – so stark ist der Zucker.

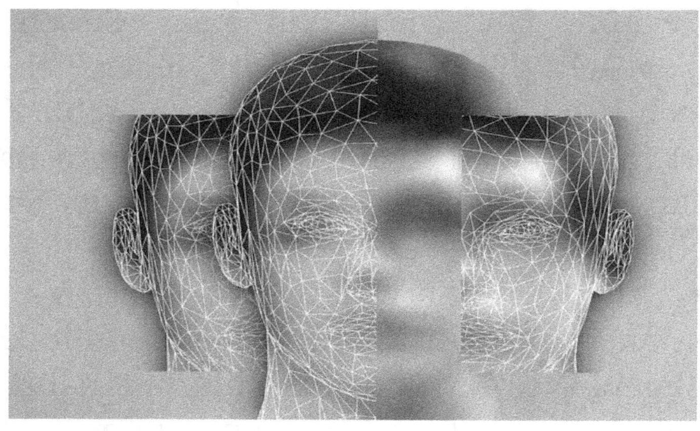

*Abbildung 2 Zucker kann Depressionen begünstigen*

## Beschleunigte Hautalterung

Zu viel Zucker kann man Menschen nicht nur am Gewicht ansehen. Die Haut trägt mit der Zeit ebenfalls auffällige Schäden davon. Ähnlich wie bei Nikotin, Alkohol und UV-Strahlung zeigt sich das Übermaß vor allem im Gesicht. Schuld daran ist ein Prozess, der sich Glykation nennt. Dieser entsteht durch eine exzessive Menge an Zucker. Der überschüssige Zucker bindet sich dabei an Proteinfasern, vor allem an Kollagen und Elastin. Von diesen beiden Stoffen haben Sie bestimmt schon mal gehört, denn sie liegen seit geraumer Zeit schwer im Trend, wenn es um ein jüngeres Hautbild geht. Das Protein Kollagen wird mittlerweile in sämtlichen Formen angeboten, sowohl zur äußeren Anwendung als auch als Lebensmittelergänzungsmittel und das oft zu einem stolzen Preis. Gerade dieses effektive Eiweiß, das für eine straffe und glatte Haut sorgt, schnappt sich der Zucker. So können im Bindegewebe vermehrt Risse und damit Falten auf der Hautoberfläche entstehen. Da hilft es auch nichts, zusätzlich teures Kollagen zuzuführen. Zugleich treten oftmals vermehrt Hautunreinheiten oder Pickel auf.

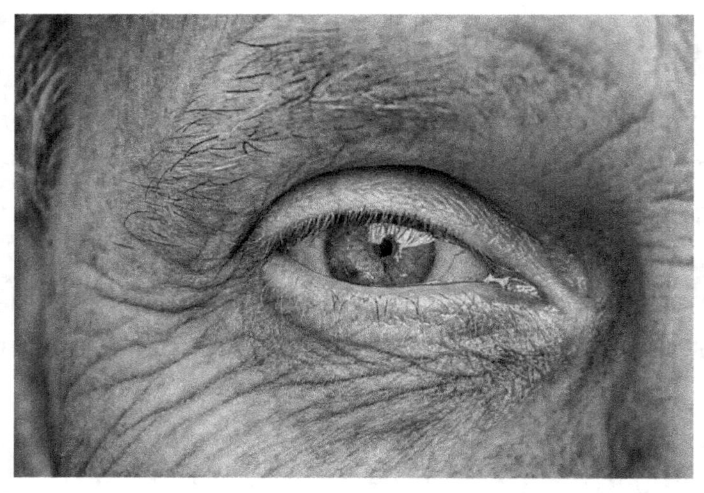

*Abbildung 3 Frühzeitige Hautalterung ist nicht ausgeschlossen*

## Schwächere Abwehrkräfte

Der menschliche Körper ist sehr gut in der Lage sich bei kleineren gesundheitlichen Problemen selbst zu heilen oder Krankheiten abzuwehren. Hohe Mengen Zucker beeinträchtigen diese Funktion jedoch. So können Sie öfters krank werden oder an einer simplen Erkältung viel länger zu kauen haben als es nötig wäre. Entzündungen und auch Allergien werden dadurch Tür und Tor geöffnet.

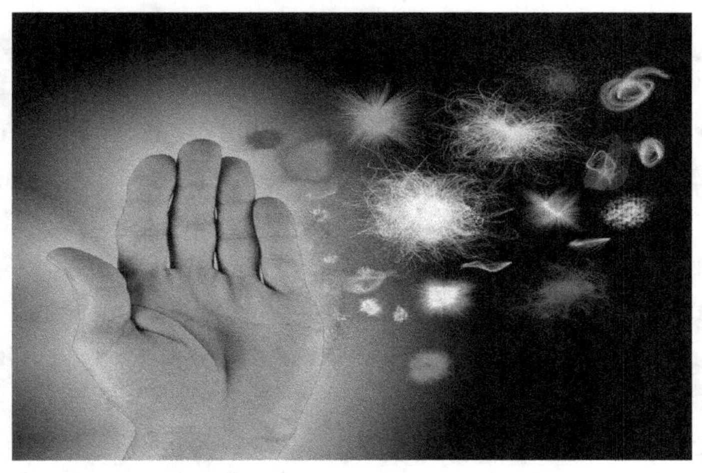

*Abbildung 4 Starke Abwehrkräfte sind wichtig!*

**Zucker kann zu einer Fettleber führen**

Den Begriff Fettleber kennen Sie bestimmt im Zusammenhang mit übermäßigem Alkoholgenuss. Dabei ist Alkohol längst nicht das einzige Lebensmittel, dass die Leber belastet. Man spricht von einer nichtalkoholischen Fettleber, wenn die Verfettung durch Zucker und Weißmehl ausgelöst wird – und das passiert gar nicht so selten, ist aber noch nicht so bekannt wie die Verfettung durch Alkohol. Nimmt man viel Zucker zu sich, hat die Leber immens viel mit der Synthese dieses Fetts zu tun. Dabei wird mehr und mehr Fett direkt in die Leber eingebaut.

Eine Verfettung der Leber bekommen Betroffene oftmals gar nicht richtig mit. Es dauert eine Weile, bis dieses Organ so an Größe und Gewicht zugenommen hat, dass es auffällt. Was nicht heißt, dass der Verlauf der Verfettung harmlos ist. In der Regel treten Symptome wie Müdigkeit, Appetitlosigkeit oder Völlegefühl auf. Da dies keine sehr spezifischen Merkmale sind, kommt man einer wachsenden Leber nicht so schnell auf die Schliche, diese kann nämlich erst per Ultraschall festgestellt werden.

Glücklicherweise ist eine Leberverfettung aber etwas, dass man selbst wieder in den Griff bekommen kann. Eine gesunde Ernährung mit weniger Kohlenhydraten hilft dem Organ dabei, wieder zu seiner normalen Größe zurückzufinden.

Eine Fettleber ist übrigens nichts, was nur übergewichtige Menschen betrifft, selbst wenn es sich danach anhört. Schlanke Menschen, die zu viel Zucker zu sich nehmen, können ebenso an Leberverfettung leiden, selbst wenn sich das Fett sonst nicht an ihrem Körper zeigt.

## Zucker geht ans Herz

Zucker lässt die Blutwerte auf Dauer schlecht aussehen und geht somit auch an die Blutgefäße. Das schwächt das Herz, begünstigt durch weniger Pumpkraft Herzinfarkte. Cholesterin steigt besonders gerne in die Höhe, wenn dem Körper zu viel Zucker geführt wird.

## Schnelle Gewichtszunahme und Übergewicht

Zucker verfügt schon in geringen Mengen über immens viel Kalorien. Dass ein Glas Cola über ein Dutzend Zuckerwürfel enthält, wissen Sie mittlerweile bestimmt. Das gilt aber auch für andere Softgetränke und zum Teil auch Säfte. Schneller als mit solchen kann man sich ein Übermaß an Zucker kaum zuführen. Das Getränk verschwindet mit wenigen Schlucken und führt dem Körper eine riesige Menge des weißen Stoffs zu.

Mit einer Tafel Schokolade ist zum Beispiel schon fast ein Drittel des Kalorienbedarfs für den ganzen Tag abgedeckt, ohne dass dabei aber Nährstoffe zugeführt werden. Der Körper kann mit den vielen Kalorien im Grunde nichts anfangen. Sie machen nicht satt. Stattdessen wird dieses Übermaß der Energie dann in Form von Fett im Körper abgespeichert.

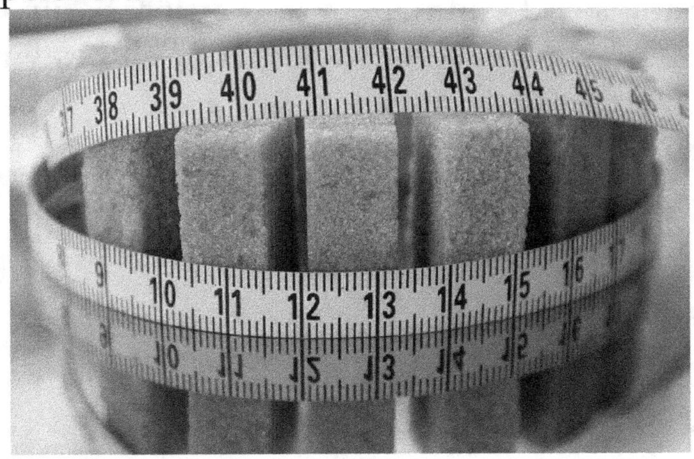

*Abbildung 5 Starke Gewichtszunahme bleibt oft nicht aus.*

**Diabetes**

Typ 2 Diabetes wird auch „Zuckerkrankheit" genannt. Hauptsächlich deshalb, weil die Betroffenen aufgrund einer Insulinresistenz über erhöhte Blutzuckerwerte verfügen. Das bedeutet, dass die Körperzellen den Zucker nicht mehr als Energielieferant aufnehmen können, sodass der Zucker im Blut bleibt und dem Körper schadet, etwa am Herzen, den Nieren oder gar den Augen. Das Risiko von Herzinfarkt und Schlaganfall steigt damit stark an. Lebensmittel mit Zucker müssen darum fortan generell gemieden werden.
Trotzdem ist es nicht ganz korrekt zu behaupten, dass Zucker allgemein direkt Diabetes auslöst. Übergewicht zusammen mit einem Mangel an Bewegung sind oftmals der Auslöser für diese Krankheit, wobei Übergewicht natürlich bestens von hohem Zuckerkonsum begünstigt wird.

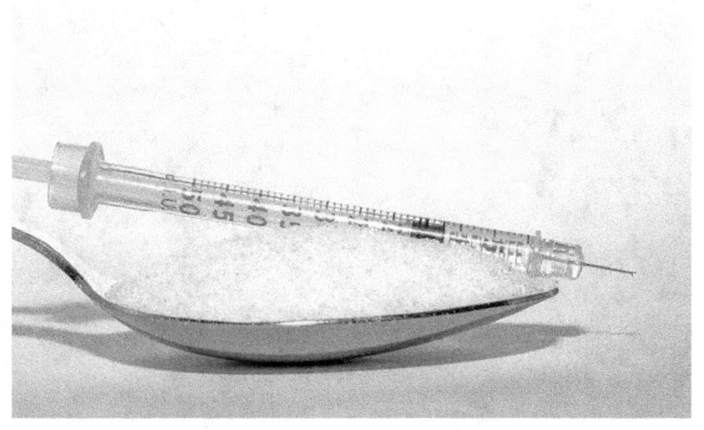

*Abbildung 6 Diabetes kann weitere Auswirkungen auf die Gesundheit haben*

## Schlafstörungen

Ein hoher Blutzuckerspiegel lässt den Körper in der Nacht nicht zur Ruhe kommen. Durch die anregende Wirkung des Zuckers stören Süßigkeiten vor allem am Abend den Biorhythmus und sorgen dafür, dass man schlecht schläft oder öfters in der Nacht aufwacht. Zugleich beschert die Müdigkeit am nächsten Tage wieder vermehrt Heißhunger auf Zucker, um den Körper einen Energieschub zu verpassen.

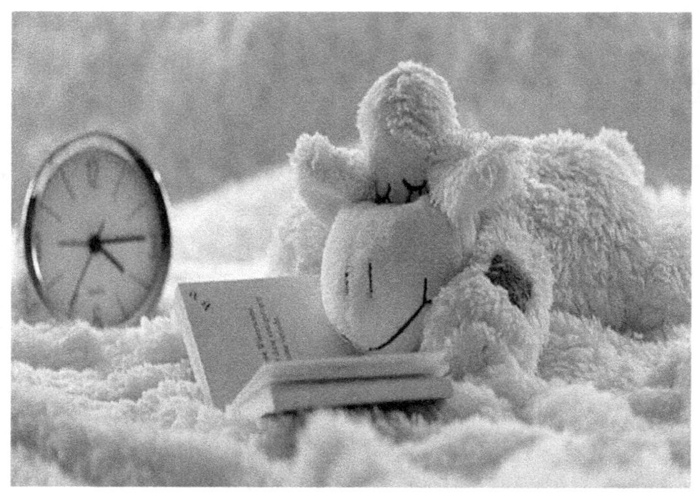

*Abbildung 7 Da können selbst die Schäfchen nicht schlafen*

## Karies entsteht schneller

Karies kann durch Lebensmittel ausgelöst werden, die über Kariogenität verfügen. Das sind nicht nur Süßspeisen, auf Dauer schadet auch andere Nahrung dem Zahnschmelz, wenn man die Zähne nicht reinigt. Zucker schafft das allerdings besonders schnell, da er aus einfachen Kohlenhydraten besteht. Solche vergären schnell, wodurch Säure entsteht. Vor allem klebrige Nahrung wie Honig bleibt länger an den Zähnen haften, sodass der Zucker sich schnell an den Zahnschmelz ranmachen kann.

## Zucker beeinträchtigt die Darmflora

Besonders beliebt ist Zucker bei bestimmten Pilzen in Ihrem Darm. Diese freuen sich über große Mengen an Süßem und vermehrten sich – manchmal so stark, dass es zu anhaltenden Verdauungsstörungen kommt, die sich durch Blähungen, Verstopfung oder Diarrhö äußern. Das schadet der Darmflora massiv. Man vermutet sogar, dass die Lust auf Zucker zum Teil direkt im Darm ausgelöst wird, da die Pilze nach mehr und mehr verlangen, um kräftig wachsen zu können. Wenn Sie Ihre Ernährung auf zuckerarm umstellen, können Sie Ihre Darmflora ganz alleine wieder in bessere Verhältnisse bringen.

Wie Sie sehen, kann Zucker Ihrer Gesundheit in vielen Bereichen massiv schaden, selbst wenn Sie noch über keine offensichtlichen Probleme verfügen. Ihr Körper hat mit regelmäßigen großen Zufuhren an Zucker viel zu kämpfen.

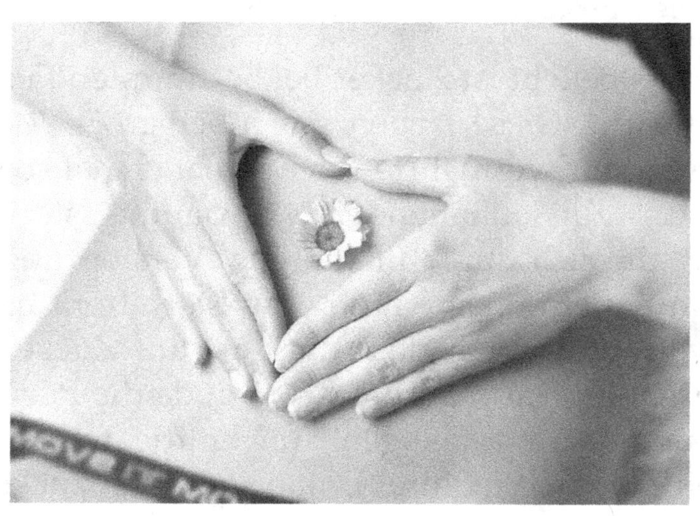

Abbildung 8 Ihr Darm wird Ihnen danken!

# Wie macht sich eine Zuckersucht bemerkbar

Solange jemand nicht bereits an Diabetes leidet oder dutzende Pfund zu viel auf die Waage bringt, wird der Begriff Zuckersucht von manchen mit einem eher milden Lächeln betrachtet. Klar, dass zu viel Süßes nicht guttut weiß man, aber deswegen von Sucht zu sprechen? Dieses Wort hebt man sich doch in der Regel für richtig offensichtlich schlimme Angewohnheiten auf. Alkohol – dessen Wirkung sieht man ja auch sofort. Zigaretten – man weiß, dass jeder Zug Schaden anrichtet. Und von Drogen ganz zu schweigen.

Aber kann man bei Naschkatzen wirklich von süchtig sprechen? Man kann und muss leider sogar. Zucker ist überall und frei zugänglich. Ein Suchtmittel muss nicht schwer erhältlich sein – Zigaretten und Alkohol sind es, von der Altersbegrenzen abgesehen, ja auch nicht. Tatsächlich löst Zucker im menschlichen Körper ähnliche Reaktionen wie Kokain aus.

Der Zucker ist eigentlich extra fies: Er kann in so vielen Produkten stecken, ohne dass sich der Nutzer direkt darüber im Klaren ist.

Doch selbst wenn man Bescheid weiß, kann man dem Zucker oftmals nicht einfach so entsagen. Reine Willenskraft reicht manchmal nicht aus. Eine Sucht nach dem weißen Zeug lässt sich häufig durch maßlosen Verzehr erkennen. Obgleich man eigentlich längst voll ist, kann man nicht mehr aufhören, wenn man erst einmal mit einer Süßigkeit begonnen hat. Der Anblick eines Kühlschranks oder einer Speisekammer ohne Naschzeug löst ein ungutes oder sogar panisches Gefühl aus. Für eine Süßigkeit würden Sie sich jetzt sogar ins Auto setzen und extra irgendwohin fahren. Beschließen Sie, heute mal nichts zu naschen, so kreisen Ihre Gedanken ständig um Süßes und der Verzicht fühlt sich unbehaglich an. Diese Symptome sprechen stark dafür, dass der Körper eine handfeste Sucht nach Zucker entwickelt hat. Dementsprechend reagiert er erst einmal nicht begeistert davon, dass die Zufuhr gekappt wird – und entwickelt richtige Entzugssymptome.

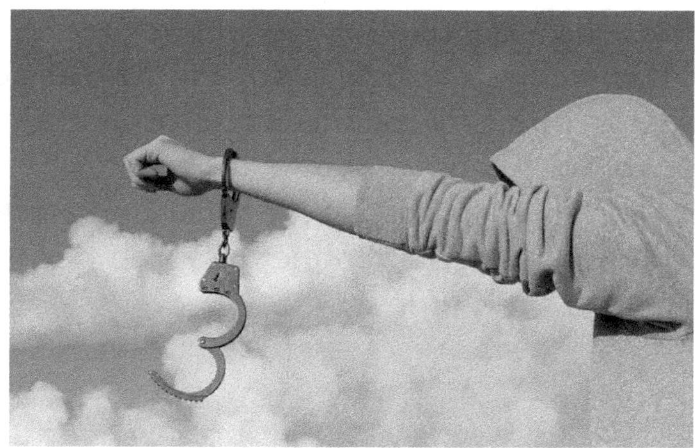

*Abbildung 9 Raus aus der Zuckersucht! Jetzt!*

# Symptome des kalten Entzugs

Wie bei anderen Süchten auch ist man von der Idee aufzuhören oder zumindest weniger zu konsumieren anfangs ganz begeistert. Die Nachteile des Produkts und die Vorteile eines Lebens mit weniger davon stehen einem klar vor Augen. Doch der Enthusiasmus wird schnell vom Entzug gedämpft. Plötzlich scheint der Verzicht äußerst anstrengend und fühlt sich irgendwie falsch an, denn der Körper reagiert negativ auf die ausbleibende Zufuhr des süßen Stoffs. Gerade das macht es so schwer durchzuhalten. Die gute Nachricht: nach etwa drei bis vier Tagen verschwinden die Symptome des Zuckerentzugs und kurz darauf geht es Ihnen richtig gut. Nur muss man diese paar Tage eben erst einmal überwinden. Beim Entzug der gewohnten Zuckermengen müssen Sie mit folgendem rechnen: Kopfschmerzen treten häufig auf, wenn der Körper nicht mehr das gewohnte Maß an Zucker bekommt. Greift man dann zu einem Softgetränk oder Schokoriegel, scheinen sie plötzlich wieder verschwunden zu sein. Das macht es natürlich anstrengend ein paar Tage durchzuhalten, der Körper scheint einem ja direkt zu sagen, dass es ihm ohne den Zucker schlechter geht. Ähnlich verhält es sich auch mit Erschöpfung und Müdigkeit. Man fühlt sich antriebslos, unter anderem treten auch Stimmungsschwankungen auf. Der Gedanke an Süßes erscheint wie die einzige Lösung.

# Zuckersucht bekämpfen

Wie schon im Kapitel zuvor erklärt, muss das Verlangen nach Zucker nicht ewig bekämpft werden. Nach einer Weile passt sich der Körper der geringeren Zufuhr an und giert nicht mehr nach den alten großen Portionen. Vermutlich werden Sie eine solche, wenn Sie sich doch mal einen Tag der Ausnahme gönnen und über die Stränge schlagen, gar nicht mehr als erfüllend empfinden und nicht mehr so viel Süßes genießen können wir vorher. Das ist nur gut so, denn Sie sollen ja nicht das Gefühl haben, täglich einen Drang unterdrücken zu müssen. Es wird ein große Befreiung sein, sich nicht mehr krampfhaft vom Naschzeug fernzuhalten, sondern dieses ohne Verlangen betrachten zu können.

Um die Zuckersucht zu bekämpfen, bedarf es keiner Entzugsklinik – das können Sie ganz alleine schaffen. Wobei es sich nicht unbedingt empfiehlt, von heute auf morgen komplett auf jegliches Süßprodukt zu verzichten, dass Sie bislang regelmäßig zu sich genommen haben. Das kann zwar klappen, viel wahrscheinlicher ist aber, dass der Frust und das Verlangen so schnell Überhand nehmen und Sie wieder bei den alten Gewohnheiten landen. Darum gilt als erster Ratschlag:

## Machen Sie kleine Schritte

Ab sofort nur noch schwarzen Kaffee, kein Nachtisch mehr, nichts Süßes den ganzen Tag lang? Damit machen Sie es sich ziemlich schwer und schon nach kurzer Zeit wird Ihnen die Aussicht sich immer so zu ernähren nicht mehr gefallen. Es ist leichter, wenn Sie die Entwöhnung Schritt für Schritt angehen. Geben Sie morgens etwas weniger Zucker als üblich in den Kaffee. Wenn Sie sich Nachtisch gönnen möchten, dann kein ganzes Stück Kuchen, lieber einen kleinen Riegel oder einen Keks. Wenn Ihre Geschmacksnerven es gewohnt sind, nach den Mahlzeiten etwas Süßes zu schmecken, so muss das keine große Portion sein, um das Gefühl der Befriedigung hervorzurufen.

# Antworten Sie dem süßen Heißhunger mit Zahnpasta

Wenn Sie die Lust nach etwas Süßem packt, greifen Sie zur Zahnbürste. Gerade wenn nichts außer dem Verlangen nach Zucker besteht, also kein echter Hunger auf Nahrung. Die gereinigte Mundhöhle und der frische, saubere Geschmack der Minze in der Zahnpasta verpassen dieser Lust einen Dämpfer. Danach wirkt der Gedanke an Süßigkeiten auf der Zunge gar nicht mehr so attraktiv, darüber hinaus würde der Frischgeschmack im Mund den Geschmack des Süßen beeinträchtigen.

## Bringen Sie Süßes außer Reichweite

Zu wissen, dass sich Süßkram im Haus befindet, ist nicht gerade hilfreich. Fällt der Blick erst mal auf das Eis, die Schokolade oder anderes, dann braucht es sehr viel mehr Willenskraft die Finger davon zu lassen, als wenn das Produkt sich gar nicht erst in der Nähe befindet. Das heißt nicht, dass Sie jedes Gramm Zucker komplett aus dem Haus schaffen müssen oder sollen. Aber anstatt eine ganze Box Schokoriegel oder mehrere Tafeln zu bunkern, sollten Sie die Verfügbarkeit von Süßem stärker einschränken.

## Lagern Sie gesunde Snacks

Süßes ist gerade deshalb so verführerisch, weil es meistens in fertigen Produkten steckt oder wenig Zubereitungszeit beziehungsweise Zutaten braucht. Haben Kühlschrank oder Vorratskammer gerade nichts zu bieten, auf das Sie wirklich Lust haben und das sich einfach zubereiten lässt, dann landen Sie sehr schnell bei einer zuckrigen Alternative. Achten Sie darauf, dass Zutaten für ausgewogenen Mahlzeiten, die Sie gerne essen, immer im Haus sind. Versuchen Sie außerdem Weißmehlprodukte vermehrt durch Vollkornprodukte zu ersetzen. Das gilt vor allem für Nudeln und Brot. So bleiben Sie länger satt und verzichten auf weiteren Zucker.

## Essen Sie gute Mahlzeiten

Die tägliche Nahrungsaufnahme soll Spaß machen – und das geht auch ohne große Mengen an Zucker. Allerdings scheint Süßes vor allem dann noch verführerischer, wenn die Mahlzeiten davor eher enttäuschend waren. Hat das Mittag- oder Abendessen nicht wirklich geschmeckt, dann kommt erst recht das Gefühl auf, das etwas fehlt. Da greift man schnell wieder zu einem süßen Snack, der mundet und kurzfristig Freude bereitet. Nehmen Sie sich also lieber Zeit fürs Kochen und bereiten Sie ausgewogene und schmackhafte Mahlzeiten zu, die Sie wirklich genießen können.

# Treiben Sie Sport

Und zwar unabhängig davon, ob der Zuckerkonsum bereits Ihr Gewicht negativ beeinfluss hat oder nicht. Sport tut nämlich das, was der süße Stoff ebenfalls tut: er macht glücklich, sowohl körperlich als auch physisch. Mit dem Unterschied, dass er im Vergleich zum Zucker noch reihenweise weitere Vorteile mit sich bringt. Leider eben auch mit dem Unterschied, dass es sehr viel einfacher ist zur Schokolade zur greifen anstatt sich zu Bewegung aufzuraffen. Hat man den inneren Schweinehund aber erst einmal überwunden, so setzt das gute Gefühl beim Sport schon nach wenigen Minuten ein. Danach besteht auch kein Verlangen nach Süßem mehr.

Wichtig ist aber, dass Sie sich unbedingt eine sportliche Aktivität aussuchen, die Ihnen auch Spaß bereitet. Es hat keinen Sinn sich ans Joggen zu halten, weil das eben schnell und kostenlos umsetzbar ist, wenn Ihnen diese Sportart im Grunde nicht gefällt. Falls Sie bislang nicht Ihren Sport gefunden haben, dann begeben Sie sich auf die Suche. Besuchen Sie Schnupperstunden oder versuchen Sie sich an Work Outs aus dem Internet. Hauptsache, die Bewegung macht Freude.

Den Durst sollten Sie beim Sport übrigens nur mit Wasser stillen. Gönnen Sie sich im Anschluss ein zuckerhaltiges Getränk, so wird die Fettverbrennung, die nach dem Sport eigentlich anhält, sofort gestoppt.

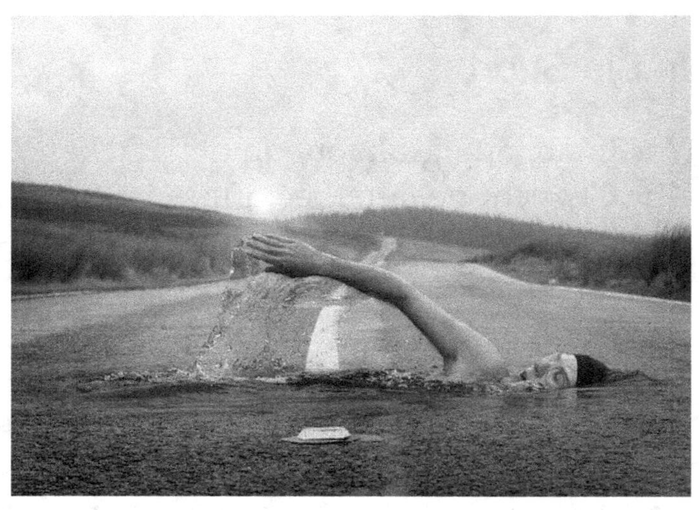

Abbildung 10 Sport als Ausgleich!

## Trinken Sie viel Wasser

Falls Sie bislang unter der empfohlenen Menge von mindestens 2 Liter am Tag lagen, gibt es jetzt einen guten Grund mehr zu trinken, denn Wasser schwemmt Giftstoffe, auch jene, die durch zu viel Zucker entstehen, schneller aus dem Körper. Zugleich fühlt sich der Magen dadurch etwas voller an und auch der Griff zur Wasserflasche kann zu einer Gewohnheit werden, die sich im Alltag verankert und keinen Schaden anrichtet.

Versuchen Sie auch sich anzugewöhnen, Wasser bei den Mahlzeiten zu trinken. Nicht jedem gefällt die Vorstellung eines geschmacklosen Getränks zum Essen, aber auch daran können Sie sich langsam gewöhnen. Stellen Sie zu Beginn zusätzlich zu Ihrem herkömmlichen Getränk ein Glas Wasser mit an den Tisch. Fangen Sie an, nach jedem Schluck Getränk auch einen Schluck Wasser zu nehmen.

## Schlafen Sie gut

Damit der Körper problemlos arbeiten kann, ist ausreichend Schlaf von großer Wichtigkeit. Gerade weil der Verzicht auf Zucker in den ersten Tagen Müdigkeit hervorruft, sollten Sie gut ausgeschlafen sein, um es sich nicht zusätzlich schwer zu machen. Ändern Sie Ihre Gewohnheiten, falls Ihr Schlaf bislang eher unbefriedigend war. Gehen Sie früher schlafen, lüften Sie das Schlafzimmer tagsüber gut durch und nehmen Sie das Handy nicht mit ins Bett.

# Was passiert mit dem Körper nach dem Zucker-Detox

Sind die ersten Tage des kalten Entzugs erst einmal überwunden, so dürfen Sie sich auf ein besseres Körpergefühl in vielerlei Hinsicht freuen.

## Besseres Sättigungsgefühl und mehr Geschmack

Durch raue Mengen Zucker werden die Geschmacksnerven der Zunge desensibilisiert. Zwar will man immer mehr vom Süßen, aber so ein richtiger Genuss, bei dem jeder Bissen Spaß macht, ist es nicht mehr. Lässt man den Zucker eine Weile lang weg, so bereiten süße Belohnungen hin und wieder plötzlich wieder viel mehr richtigen Genuss, ohne dass man einen Heißhunger darauf entwickelt und nicht mehr aufhören kann. Der Körper sagt einem deutlich, wie viel Zucker in Ordnung ist und ab wann es keinen Spaß mehr macht. Allgemein entwickeln Sie ein besseres Sättigungsgefühl. Zusätzliche Portionen aus reiner Lust verlieren ihren Reiz.

## Mehr Energie und gute Stimmung

Ein niedriger Blutzuckerspiegel sorgt für mehr Ausgeglichenheit. Sie können sich besser und vor allen Dingen länger auf die wirklich wichtigen Dinge konzentrieren. Nervosität und Stimmungsschwankungen legen sich. Generell fühlt man sich mit weniger Zucker einfacher fitter und gesünder – verständlich, da nun weniger Schaden im Körper angerichtet wird.

## Bessere Blutwerte und weniger Bluthochdruck

Mit einer zuckerarmen Ernährung zeigt Ihr nächster Blutbildtest sicherlich schönere Ergebnisse als vorher. Auch auf den Blutdruck kann sich das positiv auswirken.

# Zuckeralternativen

Sucht man im Internet oder im Supermarkt nach Alternativen für den Haushaltszucker, so wird man heutzutage von Angeboten geradezu überschwemmt. Alles soll dem weißen Zeug in irgendeiner Form überlegen sein. Aber selbst wenn die Alternativen besondere Vorteile mitbringen, so macht sie das noch lange nicht zu gesunden Lebensmitteln. Nehmen wir die einzelnen Ersatzmittel einmal genauer unter die Lupe, um zu prüfen, ob und inwiefern sie sich als Alternative zum industriellen Zucker eignen.

# Stevia

Stevia war vor einigen Jahren ein absolutes Schlagwort im Bereich Gewichtsreduzierung und gesunder Zuckeralternative. Zahlreiche Produkte eroberten den europäischen Markt. Dabei war das sogenannte Süßkraut zu diesem Zeitpunkt keinesfalls eine völlig neue Erfindung – das süße Stoffgemisch, das aus der Pflanze Stevia rebaudiana gewonnen wird, war bereits seit Jahrzehnten als potentielles Süßungsmittel bekannt. Allerdings wurde Stevia erst 2011 innerhalb der EU als Nahrungsergänzungsmittel zugelassen, nachdem die Unbedenklichkeit des Produkts bis dahin nicht vollständig abgesegnet worden war. Danach gab es erstmal kein Halten mehr und Stevia wurde zum Lebensmitteltrend. Wenn man sich die angepriesenen Vorteile von Stevia anschaut, ist das auch kein Wunder – was aber nicht heißt, dass es so gar keine Nachteile gibt.

Vorteile:

Das herausragendste Merkmal von Stevia ist, dass das Stoffgemisch dreimal so viel Süßkraft wie Zucker mit sich bringt und zugleich fast gar keine Kalorien hat, da man es nur in geringen Mengen benötigt. Selbst bei einem ganzen Blech Muffins kommt man mit weniger als 20gr Stevia als Zuckersatz aus, was in der Masse kaum 100 Kalorien darstellt. Beim Kampf gegen Übergewicht also ein äußerst nützliches Produkt.

Sogar Diabetiker dürfen zugreifen, denn Stevia übt keinerlei Einfluss auf den Blutzuckerspiegel aus und ist obendrein nicht kariogen, was bedeutet, dass Stevia kein Karies fördert.

Nachteile:

Stevia schmeckt nicht einfach nur süß. Es bringt einen gewissen Eigengeschmack mit, der ein wenig an Lakritz erinnert. Manche Leute spüren nach dem Verzehr noch eine ganze Weile lang einen leicht bitteren Nachgeschmack auf der Zunge. So ist Stevia trotz seiner Vorteile gegenüber Zucker nicht unbedingt jedermanns Sache, zumindest nicht auf Dauer. Auch passt es so geschmacklich nicht zu allen Lebensmitteln.

Gerade beim Kauf von Fertigprodukten mit Stevia muss man deshalb aufpassen: Aufgrund des eigentümlichen Geschmacks wird bei solchen Produkten gerne ein wenig getrickst und zusätzlich industrieller Zucker hinzugefügt, damit die Süße neutraler schmeckt.

Leider ist Stevia trotz seiner Herkunft kein reines Naturprodukt und nicht unbedingt für Menschen mit grünem Lebensstil geeignet. Damit die Stoffe der Pflanze extrahiert werden können, muss viel Chemie angewandt werden. Bei diesem Verfahren kommen auch Aluminumsalze zum Einsatz. Einen Bio-Stempel kann sich das hierzulande erwerbliche Stevia damit leider nicht aufdrücken.

Neben fertigen Produkten ist Stevia in Form von Tropfen, Tabletten und Pulver erhältlich. Trotz der gesundheitlichen Vorteile gegenüber Zucker gibt es auch hier eine Menge, die nicht überschritten werden sollte und die liegt bei 10mg je Kilogramm Körpergewicht. Es ist unwahrscheinlich, dass man tatsächlich über diese hinauskommt angesichts der starken Süßkraft, aber gerade wenn Sie täglich viele Stevia-Getränke zu sich nehmen, ist es durchaus möglich die Menge zu überschreiten.

Beim Backen mit Stevia heißt es aufpassen: Ein x-beliebiges Gebäck kann man Ende eine ganz andere Konsistenz haben als erwartet, wenn man den Zucker im Rezept blind durch Stevia ersetzt, da die beiden Stoffe über sehr unterschiedliche Volumen verfügen.

Fazit:

Wenn Ihnen der Nebengeschmack von Stevia zusagt und Sie nicht auf einen reinen Bio-Ersatz bestehen, kann Stevia eine sehr gute Süßmittel-Alternative für Sie darstellen. Studieren Sie beim Kauf von Produkten, die Stevia enthalten, aber bitte genau das Etikett, um möglichen versteckten Zucker rechtzeitig zu entdecken.

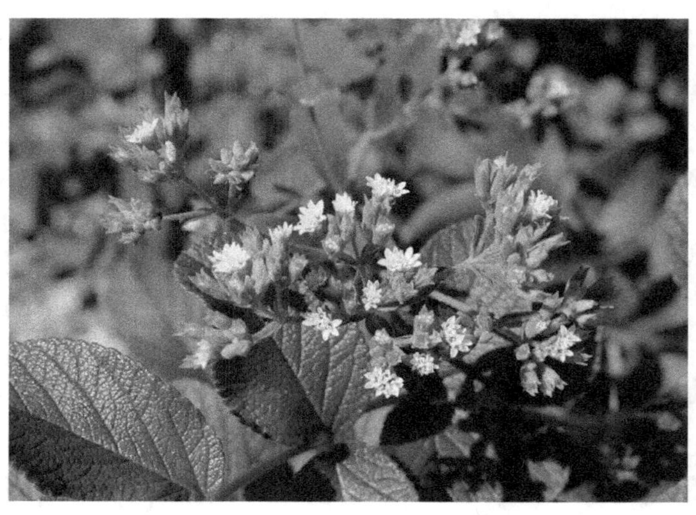

*Abbildung 11 Die Pflanze Stevia  rebaudiana*
*(„Süßkraut", auch „Honigkraut")*

# Kokosblütenzucker

Diese Form des Zuckers liegt in den letzten Jahren vermehrt im Trend. In Teilen Südamerikas wird sie allerdings schon lange als Süßungsmittel verwendet. Dieser Zucker stammt vom Blütennektar der Kokospalme. Der Nektar wird erhitzt und eingedickt, bis Pulverkörner entstehen.

Vorteile:

Kokosblütenzucker verfügt über einen glykämischen Index von 35 – was für einen Süßstoff äußert niedrig ist. Dadurch wird er langsamer vom Blut aufgenommen, der Blutzuckerspiegel steigt also nicht so schnell an und Sie bleiben vom Heißhunger verschont. Während industrieller Zucker keinen Nährstoffwert hat, verfügt Kokosblütenzucker über diverse Vitamine und Mineralstoffe. Er hat außerdem keinen starken Eigengeschmack. Man schmeckt nur eine leichte Karamell- und Vanillenote heraus. So kann man die Menge an industriellem Zucker aus Rezepten problemlos direkt für den Kokosblütenzucker übernehmen.

Nachteile:

Dieses vorteilhafte Süßungsmittel kommt nicht billig da her: Ein Kilo ist kaum unter 10 Euro zu bekommen, wer auf Bio und Fairtrade Wert legt, muss mit noch viel höheren Preisen rechnen. Trotz zusätzlicher Nährwerte und niedrigem glykämischen Index hat Kokosblütenzucker nicht wenig Kalorien – rund 380 je 100gr und damit nur etwas weniger als weißer Zucker.

Kokosblütenzucker süßt Gebäck zwar angenehm mit seiner Geschmacksnote, allerdings bildet er Klumpen im Teig. Beim Erhitzen braucht er außerdem länger als herkömmlicher Zucker, um sich aufzulösen.

Fazit:

Wenn der Preis Sie nicht abschreckt, stellt Kokosblütenzucker eine gesündere Alternative für industriellen Zucker dar, beim Abnehmen hilft er in größeren Mengen aber auch nicht.

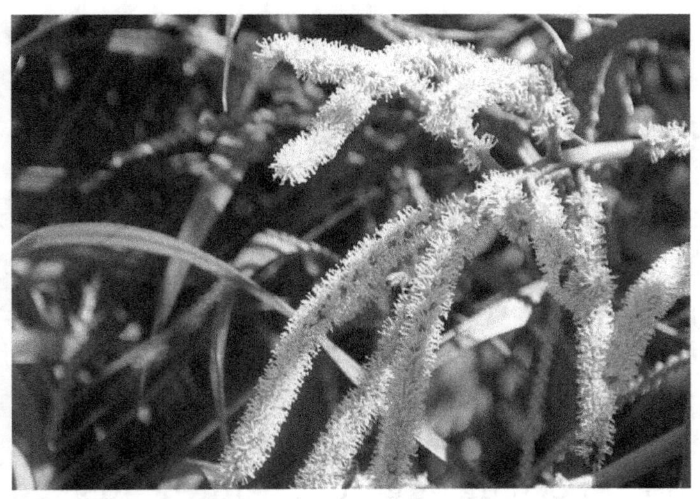

*Abbildung 12 Kokosblüte - Aus ihr wird der Kokosblütenzucker gewonnen*

# Süßstoff

Synthetischer Süßstoff steht vermutlich schon so lange wie Sie zurückdenken können in den Regalen eines jeden Supermarktes. Und bestimmt haben Sie auch mitbekommen, dass Süßstoff mal gelobt und dann wieder laut verschrien wird. Ist das nun eine akzeptable Alternative zu weißem Zucker oder birgt Süßstoff gar noch mehr gesundheitliche Risiken.

Vorteile:

Süßstoffe zeichnen sich durch eine hohe Konzentration an Süße aus, welche die des Zuckers oftmals um das Hundert- oder gar Tausendfache übersteigt. Dementsprechend ist nur eine kleine Menge nötig. Süßstoffe verfügen über sehr wenige Kalorien und lösen auch kein Karies aus. Kein Wunder, dass man solche Produkte in Läden vor allem in der „Diät"-Ecke vorfindet.

Nachteile:

Obgleich Süßstoff immer wieder heiß diskutiert wird, liegen bislang nur sehr wenig aussagekräftige Langzeitstudien vor. Ein möglicher Zusammenhang zwischen Krebs und Süßstoff wurde bislang nur bei Studien mit Ratten festgestellt. Bei bedenklicheren Ergebnissen würde Süßstoff nicht in unbegrenzten Mengen verkauft werden dürfen. Deutlich realistischer ist die Vermutung, dass Süßstoff auf lange Zeit mehr Heißhunger auslöst und das Gewicht erst recht ansteigen lässt. Synthetische Süßstoffe kommen in dieser Form auch in der Tiermast zum Einsatz. Einige Forschungsgruppen beschäftigen sich auch mit einem Zusammenhang zwischen den Süßstoffen und Diabetes. Kindern rät man ab künstliche Süßstoffe zu konsumieren, da es noch weniger Forschungen darüber gibt, wie sich die Stoffe auf deren Stoffwechsel auswirken.

Fazit:

Dieses Süßungsmittel kann zwar nicht offiziell als gesundheitsgefährdend eingestuft werden, aufgrund bedenklicher Forschungsergebnisse sollte dieses Ersatzmittel wenn dann aber nur selten und in geringen Mengen zum Einsatz kommen.

## Agavendicksaft

Agavendicksaft oder auch Agavensirup ist besonders in der veganen Szene beliebt geworden und wird gerne als natürlicher Ersatz für Honig verwendet. Bei der Agave handelt es sich um einen Kaktus, der in Mittelamerika wächst. Allerdings steht mittlerweile fest, dass der Saft keine gesündere Alternative zum industriellen Zucker ist.

Vorteile:

Agavendicksaft verfügt über einen niedrigen glykämischen Index im Vergleich zu Zucker, sodass er nur geringe Auswirkungen auf den Blutzuckerspiegel hat – für Diabetiker also durchaus ein praktisches Süßungsmittel.

Agavendicksaft schmeckt süßer als Honig und hat zugleich weniger Kalorien als Zucker – allerdings auch nicht gerade wenig mit rund 300 kcal pro 100 Gramm Saft.

Der Sirup lässt sich gut als Aufstrich verwenden, beim Backen ist als Süßungsmittel aber Vorsicht geboten, da der Teig durch Agavensaft schneller braun wird und die Konsistenz des Teigs verändert.

Nachteile:

Der Saft besitzt eine große Menge an Fruchtzucker – und ist damit kaum gesünder als weißer Zucker. Es ist genug Fructose vorhanden, um bei regelmäßigem Verzehr Fettleibigkeit und Bluthochdruck zu fördern, außerdem um die Blutfettwerte negativ zu beeinflussen. Wer unter Fructose-Intoleranz leidet, muss ganz und gar die Finger von diesem Produkt lassen, sonst folgen Verdauungsprobleme.

Zwar weist der Sirup gewisse sekundäre Pflanzenstoffe auf, doch kann man das nicht mit dem Gehalt an Mineralstoffen des Honigs vergleichen. Da die Agave nur in Mittelamerika wächst, ist Agavendicksaft auch nicht gerade eine ökologische Alternative.

Fazit:

Agavendicksaft hat nur wenige Vorteile gegenüber Zucker oder Honig und ist nicht zum Abnehmen geeignet. In größeren Mengen verzehrt ist er sogar ungesund und weist keine zusätzlichen gesundheitlichen Merkmale auf.

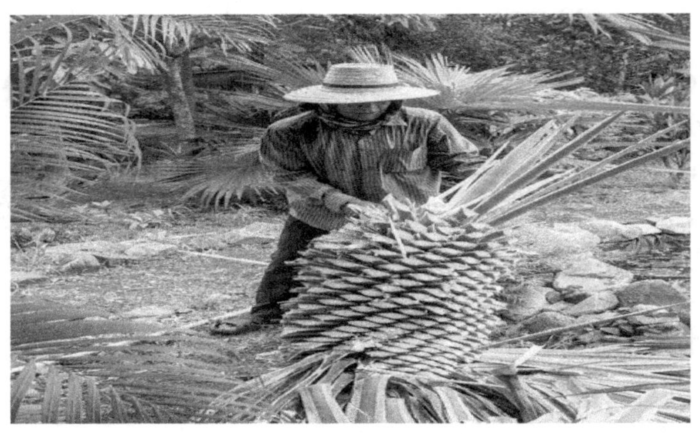

*Abbildung 13 Ein Bauer bei der Agavenernte*

# Xylit

Xylit ist auch als Birkenzucker bekannt und sieht dem industriellen Zucker als körniges weißes Pulver sehr ähnlich. Man gewinnt ihn aus den Pflanzenfasern von Baumteilen, aber nicht von der Birke. Auch Buchen oder Maiskolben können verwendet werden.

Vorteile:

Xylit wirkt sich mit seinem niedrigen glykämischen Index nur gering auf den Blutzucker aus. Er verfügt über rund 40% weniger Kalorien als industrieller Zucker und löst keine Karies aus. Birkenzucker bringt neben der Süße keinen Eigengeschmack mit und kann direkt die Menge von Haushaltszucker in Rezepten ersetzen.

Nachteile:

Das Verfahren, um Xylit herzustellen, bereitet technisch hohen Aufwand, was man am Preis merkt. Ein halbes Kilo ist ab fünf Euro und mehr erhältlich. Auch wenn Xylit dem Haushaltszucker überlegen ist, sollte man maximal 150 Gramm  am Tag zu sich nehmen, Kinder sogar nur 40 Gramm, da das Produkt eine abführende Wirkung haben kann.

Auch sollten Sie sich nur schrittweise an Xylit als Zuckerersatz heranwagen, da er zu Beginn Verdauungsprobleme auslösen kann. Er eignet sich für sämtliches Gebäck, außer solchem, das mit Hefeteig hergestellt wird, denn da die Bakterien in der Hefe Xylit nicht verstoffwechseln könne, geht der Teig nicht auf.

ACHTUNG: Xylit kann sehr gefährlich für Tiere sein!

# Zuckerrübensirup

Wie der Name schon verrät, wird dieser Stoff aus Zuckerrüben gewonnen. Die Rübe an sich schmeckt eigentlich gar nicht süß. Wird sie aber erhitzt und gepresst, so entsteht schließlich ein Sirup, besonders gerne als Aufstrich oder Süßungsmittel für Gebäck benutzt wird.

Vorteile:
Zuckerrübensirup ist ein natürliches Produkt und auch beim Herstellungsprozess kommen keine Zusatzstoffe zum Einsatz. Er verfügt über eine leichte Karamell- und Malznote im Geschmack und bringt diverse Nährstoffe wie etwa Protein, Zink, Magnesium, Folsäure und Kalium mit sich. Mit 100 Gramm Sirup ist sogar der menschliche Tagesbdarf an Eisen gedeckt.

Nachteile:
Der Geschmack verträgt sich nicht mit allen Lebensmitteln. Trotz guter Inhaltsstoffe kommt Zuckerrübensirup nur auf knapp 100 Kalorien pro 100 Gramm weniger als weißer Zucker – zum Abnehmen ist er also kaum geeignet. Da seine Süßkraft nicht allzu stark ausfällt, müssen Sie in der Regel auch mehr Sirup verwenden als ein Rezept in Zucker angibt.

Fazit:
Als guter Nährstofflieferant ist Zuckerrübensirup dem Haushaltszucker klar überlegen, allerdings dauerhaft kein besonders guter Zuckerersatz, da immer noch mit vielen Kalorien zu Buche schlägt.

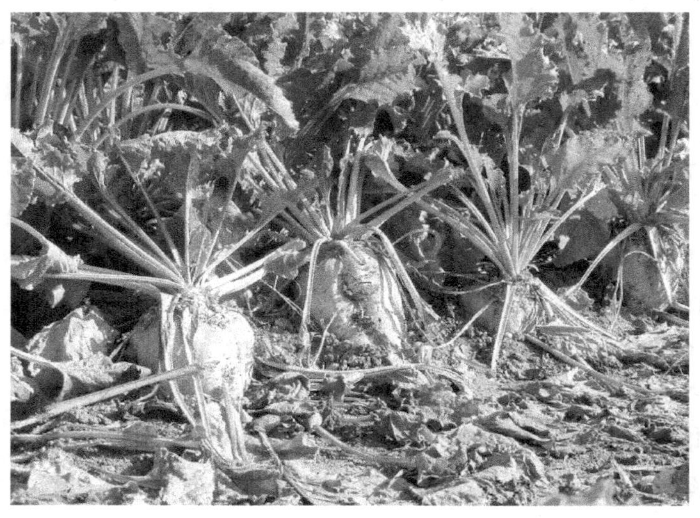

*Abbildung 14 Zuckerrübe (Beta vulgaris subsp. vulgaris)*

# Ahornsirup

Den Ahornsirup kennen Sie bestimmt aus amerikanischen Filmen, gerade wenn in diesen Pancakes verzehrt werden. Aber mittlerweile ist dieser Süßstoff hierzulande ebenfalls weitgehend bekannt und wird nicht nur auf Gebäck gestrichen, sondern auch verwendet um andere Lebensmittel zu süßen. Der Sirup wird aus den Zuckerahornbäumen gewonnen.

Vorteile:

Ahornsirup ist natürlich, verfügt über Mineralstoffe und besitzt eine entzündungshemmende Wirkung. Er besteht zur rund 40% aus Wasser und hat mit 260 Kalorien pro 100 Gramm deutlich weniger Kalorien als Haushaltszucker. Außerdem ist er heutzutage in fast jedem Supermarkt erhältlich.

Nachteile:

Billig ist der Sirup nicht zu haben: Eine Flasche mit 250 ml kostet vier bis fünf Euro und dabei handelt es sich um die schlichte Qualität. Für Ahornsirup hoher Qualität muss man mit über zehn Euro pro Flasche rechnen. Für Diabetiker ist dieser Zuckerersatz nicht geeignet, auch muss man mehr Sirup als Haushaltszucker verwenden, um dieselbe Süßkraft zu erreichen. Es kann vorkommen, dass dem Ahornsirup Zuckerwasser beigemischt wird. Hier muss man also immer gut auf die Inhaltsstoffe achten.

Fazit:
 Ahornsirup eignet sich eher als Soße für Nachtisch als generellen Ersatz für Zucker.

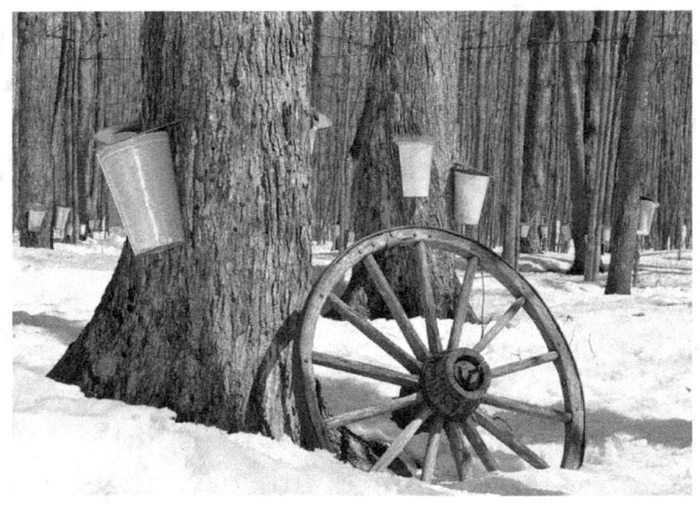

*Abbildung 15 Ahornsirup - Ernte in Kanada*

# Honig

Honig wird immer wieder für seine Nährstoffe gelobt und gerne bei Erkältungen eingesetzt. Aber macht ihn das generell zu einem empfehlenswerten Zuckerersatz? Honig verdanken wir den Bienen, die ihn aus Blütennektar herstellen.

Vorteile:

Als Naturprodukt bringt Honig eine ganze Reihe Powerstoffe mit sich: Vitamin C, Magnesium, Eisen, Kalium, Zink zählen nur zu den bekanntesten Spurenelementen. Enzyme und Protein findet man dank der Produktion durch den Körper der Biene ebenfalls vor. Honig enthält darüber hinaus Antioxidantien, wirkt antibakteriell und hemmt Entzündungen.

Nachteile:

Trotz der tollen Inhaltsstoffe besteht Honig aus Fructose und bringt über 300 Kalorien pro 100 Gramm mit sich. In größeren Mengen führt man dem Körper damit ebenfalls zu viel Zucker und Energie zu. Aufgrund seiner klebrigen Konsistenz hat Karies eine noch bessere Chance als mit Haushaltszucker. Auch überstehen nicht alle Inhaltstoffe ein Erhitzen über 40 Grad – beim Backen gehen die Nährstoffe also größtenteils verloren.

Fazit:
Honig bringt eindeutig gesundheitliche Vorteile mit sich, sollte aber dennoch nur in geringen Mengen verzehrt werden. Wenn Sie versuchen sämtlichen Zucker im Alltag damit zu ersetzen, tun Sie Ihrem Körper nicht viel Gutes.

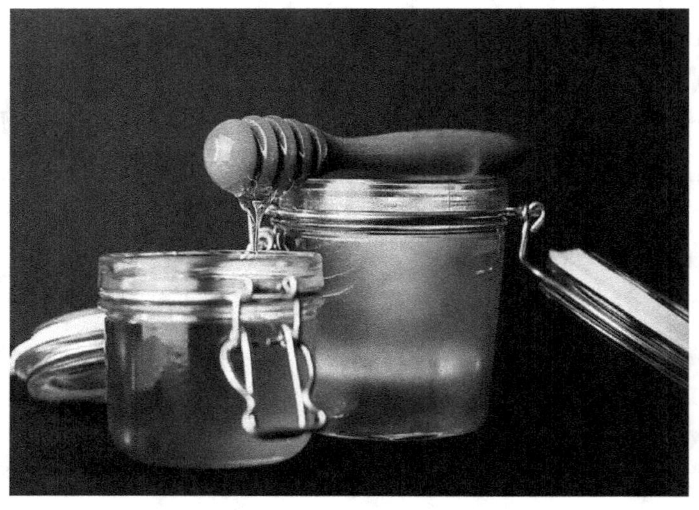

*Abbildung 16 Honig - Ein tolles Naturprodukt*

# Reissirup

In der asiatischen Küche ist Reis schon lange als Süßungsmittel bekannt. Der Reis wird gemahlen, in Wasser aufgelöst und erhitzt, bis ein süßer Sirup entsteht. Das Ergebnis schmeckt leicht nach Nuss und Karamell. Reissirup ist auch als Erythrit bekannt.
Vorteile:
Erythrit lässt den Blutzuckerspiegel nur langsam ansteigen und bringt wichtige Nährstoffe wie Magnesium, Eisen oder Kalzium mit. Er enthält keine Fructose.
Nachteile:
Reissirup hat gerade mal 50 Kalorien weniger als Zucker auf 100 Gramm und kann das Gewicht in größeren Mengen ebenfalls schnell in die Höhe treiben, vor allem da Erythrit weniger Süßkraft besitzt als Zucker. Beim Backen sollten Sie weniger Flüssigkeit verwenden als im Rezept angegeben, denn Erythrit verfügt über einen hohen Wasseranteil, sodass der Teig zu flüssig wird.
Fazit:
Reissirup ist eine vegane Alternative zum Honig und angesichts der Inhaltsstoffe im Vergleich zu Haushaltszucker gesünder, führt dem Körper aber ebenfalls viele Kalorien zu.

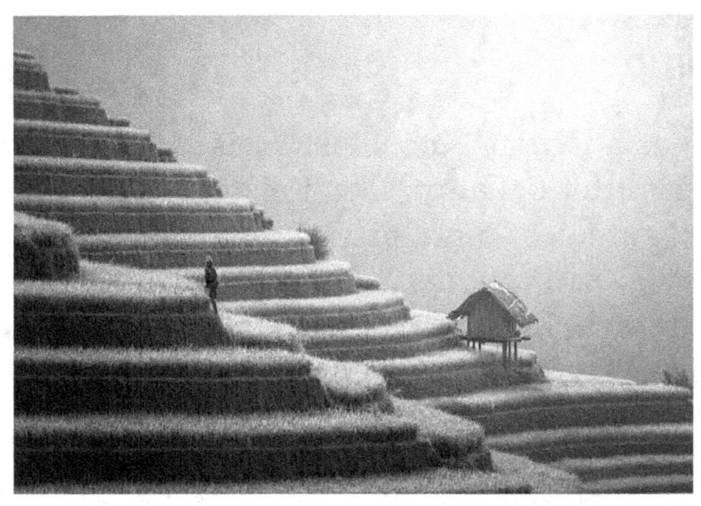

*Abbildung 17 Eine Reisplantage in Thailand*

# Rezepte: Süßes ohne Industriezucker

Im folgenden Kapitel haben wir für diejenigen, die sich komplett vom Industriezucker lösen möchten fünf einfache und schnelle Rezepte für kleine süße Snacks zusammengestellt.

Genuss (fast) ohne Reue – Zuckerfrei genießen!

# Fruchtgummi – der Klassiker

- 350 ml Saft (entweder frisch gepresst oder Direktsaft); Tipp: Die Farbe es Saftes wirkt sich auf die Farbe der Bärchen aus!

- ¼ Tasse Gelatinepulver

- 3 EL Honig, Reis- oder Ahornsirup; die Dosierung kann entsprechend dem persönlichen Gusto angepasst werden.

- Eiswürfel- oder Pralinenformen (Silikon hat sich hier bewährt. So lassen sich die Fruchtgummis sehr gut aus der Form lösen)

Zubereitung.

Alle Zutaten werden sorgfältig verführt und in die Formen gegossen.

Die Formen für mindestens zwei Stunden in den Kühlschrank stellen.

Danach aus der Form drücken und…

Voila, fertig sind die kleinen „Gummibärchen".

Kühl lagern!

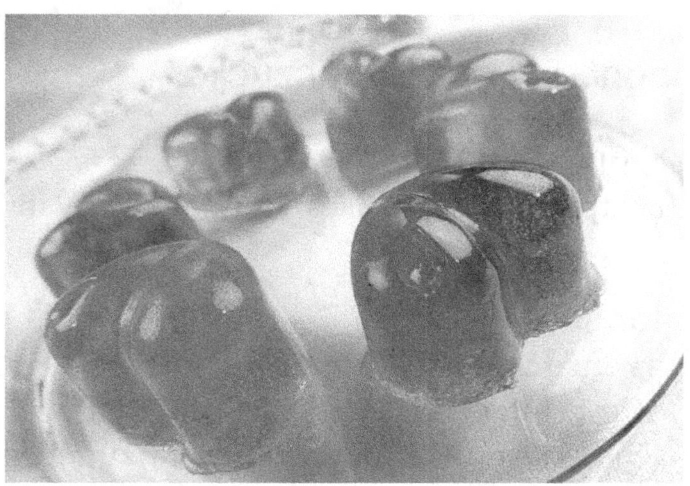

*Abbildung 18 Gummibärchen sind schnell selbstgemacht und schmecken einfach klasse!*

# Fruchtbonbons aus Birkenzucker

- 100 Gramm Birkenzucker/Xylit
- Fruchtpulver (es gibt alles – ihr habt die Wahl)

Zubereitung:
Den Birkenzucker in einem Topf bei geringer Temperatur erhitzen bis er flüssig und klar ist.
Dann nach Bedarf das Fruchtpulver hinzugeben.
Wer Hustenbonbons möchte fügt einfach entsprechende Kräuter (auch als Pulver) hinzu.
Für die Farbe kann gerne ein Lebensmittelechter Farbstoff hinzugezogen werden. Geht aber auch ohne ganz hervorragend.
Die Masse nun schnell in eine Silikonform gießen und abkühlen lassen.

Danach aus der Form lösen und genießen.

Aber übertreiben es Sie nicht mit der Nascherei denn wie wir ja wissen kann Zuviel des Guten in diesem Fall abführend wirken!

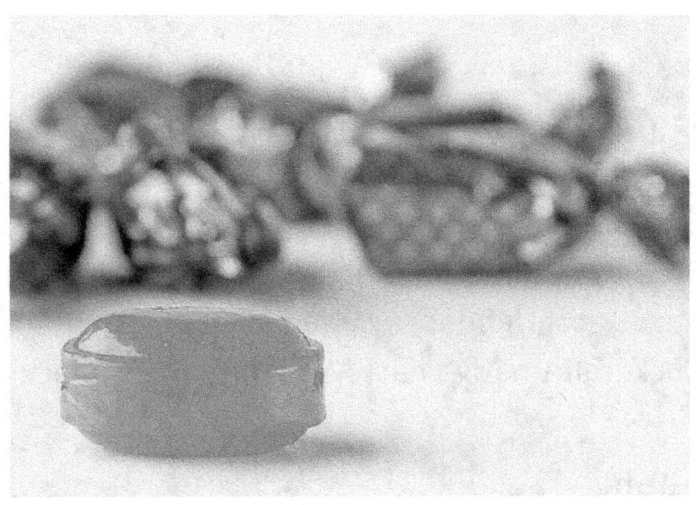

*Abbildung 19 Selbstgemachte Bonbons - Individueller Genuss*

## Mandelkekse

- 100 Gramm Mandelmehl
- 30 Gramm Kokosnussöl (Wir haben auch ein Buch dazu geschrieben)
- Zuckeralternative nach Wahl und Geschmack

Zubereitung:
Das Mandelmehl mit dem Kokosnussöl und dem Zuckerersatz in einer Schlüssel gut vermischen.
Wer`s mag kann dem Teig gerne ein paar kleine Stücke dunkle Schokolade beifügen.
Kleine Kugeln formen und diese vorsichtig platt drücken. Es entstehen herrlich geformte Kekse!
Die Kekse im vorgeheizten Backofen bei 100 -140 Grad circa  3-5 Minuten backen.

Abkühlen lassen und genießen!

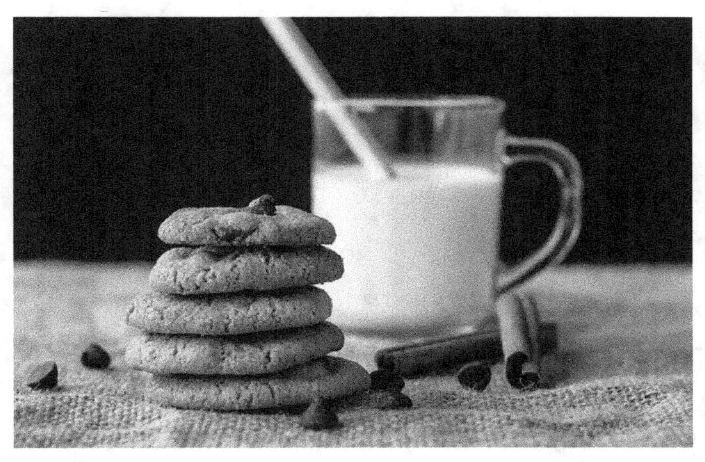

*Abbildung 20 Mandelkekse mit Schokolade*

# Muffins mit Datteln und Banane

- 200 Gramm gemahlene Mandeln
- 3 Eier
- 1 Banane
- 150 Gramm entsteinte Datteln
- 50 ml Milch
- 2 TL Backpulver
- 1 Prise Salz
- Bei Bedarf: 45 g Kakaopulver

Zubereitung:
Die Datteln für circa 30 Minuten in heißem Wasser einweichen. Danach die Datteln mit etwas vom Wasser, der Banane und den Eiern in einer Küchenmaschine pürieren.
Danach die restlichen Zutaten hinzufügen und zu einem glatten Teig verrühren. Auch hier empfehlen wir eine Küchenmaschine.
Den Teig gleichmäßig in Muffinformen verteilen. Der Teig reicht für 8-10 Muffins.
Dann die Formen bei 180 Grad Ober-/Unterhitze für circa 20 Minuten in den Backofen stellen.
Abkühlen lassen und vernaschen!

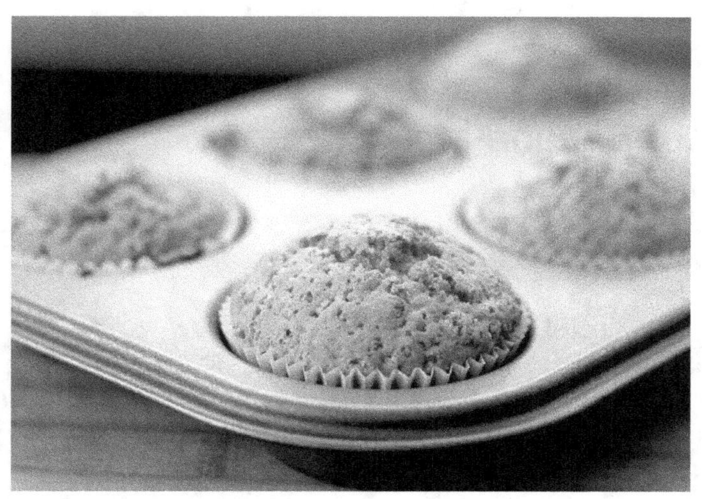

*Abbildung 21 Muffins mit Datteln und Bananen*

# Erdbeer-Banane-Mango Eis

- 120g gefrorene Erdbeeren
- 60g Banane
- 85g Mango

Banane und Mango in kleine Stücke schneiden und zusammen mit den gefrorenen Erdbeeren in einen Mixer geben. Das ganze für 2-3 Minuten mixen.
Falls die Masse zu flüssig ist können weitere Erdbeeren hinzugefügt werden.
Die Masse schnell in Eisbechern verteilen und sofort genießen.
Das Rezept reicht für 2 Portionen.

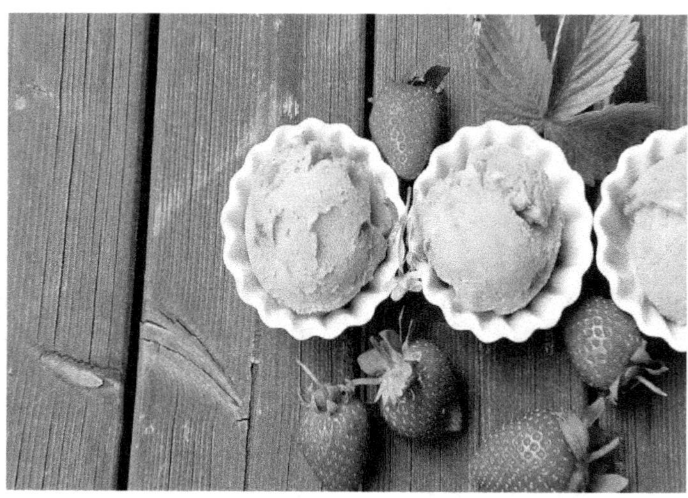

*Abbildung 22 Erdbeer-Banana-Mango Eis - Köstlich und schnell zubereitet*

# Abschluss

Eine Ernährung mit möglichst wenig industriellem Zucker ist unbedingt empfehlenswert und bringt sowohl sofortige als auch langfristige Vorteile für Ihre Gesundheit mit sich. Aller Anfang ist schwer – aber auch in kleinen Schritten durch die praktischen Tipps in diesem Ratgeber gelangen Sie ans Ziel und können langsam aber sicher den industriellen Zucker weitgehend aus Ihrem Leben verbannen. Oder auch ganz. Ihr Körper wird es Ihnen in jeglicher Hinsicht danken. Nehmen Sie sich Zeit bei diesem Vorgang und lassen Sie sich nicht von Rückschlägen entmutigen, wenn die Lust auf Süßes doch mal wieder die Oberhand gewinnt: Mit der Zeit wird Ihr Körper sich von größeren Mengen Zucker ganz allein entfernen wollen. Wir wünschen Ihnen viel Erfolg dabei!

# Quellenangaben


https://endlichzuckerfrei.de/zuckerentzug/
https://www.suchtmittel.de/info/zuckersucht/
https://www.ndr.de/ratgeber/verbraucher/Wie-gefaehrlich-ist-Zucker-wirklich-,zucker133.html
https://gesundheitstrends.netdoktor.at/a/ernahrung/so-ungesund-ist-zucker-9149
https://www.welt.de/gesundheit/article148017029/Warum-zu-viel-Zucker-uns-dumm-macht.html
http://www.spiegel.de/gesundheit/diagnose/weniger-zucker-zu-sich-nehmen-darum-ist-es-so-wichtig-a-1028998.html
https://www.krebsinformationsdienst.de/vorbeugung/risiken/mythen.php
https://www.apotheken-umschau.de/Diabetes/Macht-Zucker-Diabetes-409811.html
https://eatsmarter.de/blogs/fun-food/fruchtgummi-selbstgemacht-und-gesund
https://www.mrsflury.com/schoko-muffins-gesund-ohne-zucker-ohne-mehl-vegan/

# Haftungsausschluss

Die in diesem Buch dargestellten Inhalte dienen ausschließlich der neutralen Information und allgemeinen Weiterbildung. Die Inhalte wurden mit größtmöglicher Sorgfalt recherchiert und ausgearbeitet und stellen den aktuellen Stand der Wissenschaft zum Zeitpunkt der Erstellung, des Drucks bzw. Verlegung dar. Herausgeber und Autor übernehmen jedoch keine Gewähr für die Richtigkeit, Vollständigkeit und Aktualität der bereitgestellten Inhalte in diesem Werk. Das Werk erhebt weder einen Anspruch auf Vollständigkeit noch kann die Aktualität, Richtigkeit und Ausgewogenheit der dargebotenen Information garantiert werden.

Das Werk ersetzt in keinem Falle eine fundierte Beratung, Diagnose oder Behandlung durch einen Arzt, Apotheker oder anderen zur Heilkunde zugelassenen Experten. Die in diesem Buch beschriebenen Inhalte stellen daher auch keine Empfehlung oder Bewerbung der beschriebenen oder erwähnten diagnostischen Methoden, Behandlungen oder Arzneimittel dar.
Auch dürfen sie nicht als Grundlage zur eigenständigen Diagnose und Beginn, Änderung oder Beendigung einer Behandlung von Krankheiten verwendet werden. In keinem Fall geben Autor und Herausgeber ein medizinisches oder gesundheitliches Heilversprechen ab. Alle Angaben in diesem Buch erfolgen daher ohne Gewährleistung oder Garantie seitens des Autors oder des Verlages. Eine Haftung des Autors bzw. des Verlages und

seiner Beauftragten für Personen-, Sach- und Vermögensschäden ist daher ausgeschlossen.

Konsultieren Sie daher bei allen medizinischen und gesundheitlichen Fragen oder Beschwerden immer den Arzt Ihres Vertrauens!

Herausgeber und Autor übernehmen keine Haftung für Unannehmlichkeiten oder Schäden, die sich aus der Anwendung der hier dargestellten Information ergeben.

# Impressum